动态X线摄影成像图谱

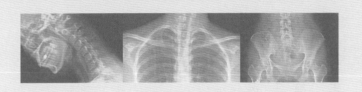

主　审　冯　逢　牛延涛

主　编　王　沄

副主编　仇建国　石凤祥

中国协和医科大学出版社

北　京

图书在版编目（CIP）数据

动态 X 线摄影方法成像图谱 / 王沄主编 . -- 北京 : 中国协和医科大学出版社, 2025.2. -- ISBN 978-7-5679-2589-2

Ⅰ . TB867

中国国家版本馆 CIP 数据核字第 20251BU641 号

主　　编	王　沄
策　　划	栾　韬
责任编辑	高淑英　姚佳悦
封面设计	锋尚设计
责任校对	张　麓
责任印制	黄艳霞
出版发行	**中国协和医科大学出版社**
	（北京市东城区东单三条9号　邮编100730　电话010-65260431）
网　　址	www.pumcp.com
印　　刷	北京联兴盛业印刷股份有限公司
开　　本	787mm×1092mm　　1/32
印　　张	1.375
字　　数	33千字
版　　次	2025年2月第1版
印　　次	2025年2月第1次印刷
定　　价	68.00元

编者名单

主　审　冯　逢　牛延涛
主　编　王　沄
副主编　仉建国　石凤祥

编　者（按姓氏笔画排序）
马　硕　马小军　王　沄　王　曼　王志伟
牛延涛　仉建国　石凤祥　冯　逢　刘　武
杨　婷　张　超　张立文　陈　瑾　赵　哲
胡伟红　秦瑞遥

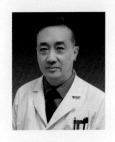

主 编 简 介

王 沄

中国医学科学院北京协和医院医技委员会　首届委员

中国医学科学院北京协和医院放射科　技师长

中国医药教育协会医学影像技术学专委会　常委兼秘书长

中国医学装备协会放射影像装备分会　常务委员

中华医学会影像技术分会 CT 分委会　副主委

北京医学会放射技术分会　副主委

"十四五"普通高等教育规划教材、医学影像学系列教材《放射物理与辐射防护》编委

北京医师协会放射技师分会　总干事

国家医学影像技术临床培训北京基地　秘书长

自 1987 年从事医学影像技术工作至今已逾三十载，其间在专业领域取得多项突破性研究成果——首创动态 DR 多部位骨关节成像技术方案；创新应用光子计数 CT 实现全身微小动脉精准成像；作为主要技术负责人主持制定行业国家标准 1 项，专家共识 1 项、团体技术标准 2 项；发表 SCI 和国家级核心期刊学术论文三十余篇；国家实用新型专利 4 项。

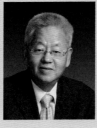

序一

邱贵兴

中国工程院院士
北京协和医院教授

在放射医学浩渺星空中，每一次探索都是对生命奥秘的致敬，每一步实践都是为人类健康铸就坚定的基石。作为骨科主要的临床诊断方法，DR 检查在近三十年里经历了数次技术提升。与传统静态 DR 技术相比，动态 DR 摄影采用低剂量脉冲曝光，在患者自主运动中获得骨关节运动的全部动态影像，并通过自动跟踪技术获得骨关节在运动中的功能性图像信息和数据。这些高清的可量化的功能性动态图像对于临床诊断、治疗方案选择、预后评估及康复期随访都有着重要的指导意义。北京协和医院放射科王沄技师团队历经多年实践总结，编纂出这本《动态 X 线摄影方法成像图谱》。看似简单的动作，在无数次实践中被讨论、被修改、被验证，最终集合成今日的成果。动态图谱将视频和文字相结合，表述清晰，为助力精准医疗提供了有力保障，为骨科医生诊断提供了全新的视觉窗口。

愿大家能仔细学习书中内容，让动态 DR 检查新技术更加规范和精准，为临床医疗诊断与评估提供更丰富的依据，也愿此书能为您带来更多的思考和启迪。

二〇二四年十一月

序二

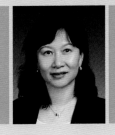

冯 逢

北京协和医院放射科主任
博士生导师

X线摄影技术作为放射科最古老的影像诊断技术，自1895年伦琴发现X射线之后很快引入医学诊断领域，1896年就有了X线摄片机，从此开创了一个多世纪的医学影像学先河。20世纪70—80年代后CT、MRI等新的影像诊断技术层出不穷，在过去的30多年里传统X线摄影技术的临床地位逐渐下降。但是随着医学影像全面数字化的进步，数字平板探测器全面接管了传统模拟可见光曝光成像的含银胶片，使得X线影像成为可进一步分析的数据。随着计算机后处理算法的深入发展，动态数字X线成像技术（dynamic digital radiography，DDR）应运而生，在自然对比好的骨关节及肺部的应用上展示出较CT剂量低，且无须静脉对比剂就能获得可量化的功能信息的优势。近年来人工智能也进入了该领域，让这项传统的X线摄影技术展示出更广阔的临床应用价值。

北京协和医院放射科技术组，充分意识到这项新生的X线摄影技术与静态摄片有着不同的技术特点与要求。在王沄技师长的带领下，协和放射技术团队齐心协力，积极总结DDR的协和应用经验，精心编撰了这本《动态X线摄影方法成像图谱》，希望能够更广泛地在同行中交流推广，让DR普及的基层放射科能够有所借鉴。相信未来在放射诊断技术领域的发展中，定量分析的功能性动态X线摄影技术会有广阔的发展前景。

冯逢

二〇二四年十二月

序三

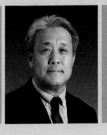

仉建国

北京协和医院骨科主任
北京医学会骨科分会候任主任委员

　　动态数字 X 线摄影技术在骨科领域展现出了显著的优势和潜力。通过动态实时影像，该技术能够直观显示骨骼的运动情况，尤其在易重叠病灶和功能性评价等方面，较传统静态数字 X 线摄影技术具有更高的诊断精准性，这对于骨科疾病的早期发现至关重要。

　　这项技术对于骨关节的运动功能评估同样具有指导意义。该技术可结合运动功能成像，为患者提供更加个性化的诊疗和康复指导。特别是对于儿童脊柱侧弯患者，动态 DR 技术既能观察脊柱的运动状态，同时也可以分析脊柱侧弯对呼吸功能的影响，通过实时监测，采集量化数据，为术前评估及制定治疗方案提供重要依据，对于后期的随访及功能评价也能发挥重要作用。

　　我院放射科王沄老师和骨科团队，首次系统性地制定了动态 DR 检查技术的核心要领与标准化拍摄流程，这既是对当前功能性动态 DR 摄影技术在实践应用中取得成果的总结与认可，也预示着对未来临床诊断及评价方法革新趋势的深远洞察与前瞻引领。随着技术的不断进步和临床应用的深入，动态 DR 有望在骨科疾病的诊断、治疗、功能评价及康复中发挥更加重要的作用，为患者带来更加全面和精准的医疗服务。

二〇二四年十一月

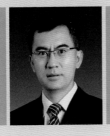

序四

牛延涛

北京医学会放射技术分会主任委员
中国医药教育协会医学影像技术学
专业委员会主任委员

DR 技术在临床广泛使用逾二十年，其间 DR 技术不断迭代更新，由追求空间分辨力逐步朝着体层化、动态化、功能化，甚至定量化、能谱化的方向发展。在这个大背景下，动态数字 X 线成像技术（DDR）应运而生。区别于传统的 DR 静态摄影，DDR 在曝光过程中人体检查部位处于运动状态，所以需要对放射影像技师在检查前准备、体位设计、曝光参数选择、图像处理等方面进行规范化指导，降低重拍率，为临床提供更有效的影像学信息。

随着我国经济水平和对全民医疗卫生健康重视程度的提高，DR 设备作为最普遍应用的影像设备已从三级医院覆盖到各类基层医疗卫生机构，大量设备操作者在临床实践中需要有"图"可循，有"谱"可依。中国医学科学院北京协和医院放射科王沄技师长带领团队，总结临床应用研究成果，撰写这本《动态 X 线摄影方法成像图谱》，为广大放射影像技师提供了一份随手可查、图文并茂的资料，为 DDR 拍摄全过程的标准化和规范化建立基础。

随着 DDR 技术的临床应用范围越来越广，本图谱的制定和推广将有效促进 DDR 检查的同质化，拓宽 X 线摄影应用范围，使各级医院的放射影像技师在实践中不断提升 DDR 的成像水平，为临床提供更安全、更精准的量化诊断信息，服务患者。

二〇二四年十二月

动态数字 X 线成像技术（dynamic digital radiography，DDR），是在普通数字 X 射线摄影技术的基础上，通过低剂量连续脉冲式曝光，平板探测器同步采集数字信号，并进行图像后处理获取动态图像。DDR 以其实时、动态捕捉人体结构与功能变化的能力，在骨科、胸外科、呼吸科等领域展现出巨大的应用潜力。近年来，随着技术的飞速发展，动态 X 线摄影的诊断效能实现了质的飞跃，为临床诊疗与科研提供了更丰富、更立体的可视化依据。然而，这一领域仍然缺少系统性的拍摄检查技术和方法，操作规范与影像解读标准亟待整合——这正是我们编写《动态 X 线摄影方法成像图谱》的初衷。

本书的编写基于三大时代背景：其一，医疗设备的迭代升级使动态 X 线摄影突破了传统静态成像的局限，能够记录关节运动轨迹、脏器功能活动等动态过程，但许多临床工作者对新技术应用的认知尚未同步。其二，多学科协作诊疗模式的普及，要求影像医学与临床医学建立更深度的对话，而动态影像的解读正成为这一对话的关键桥梁。其三，医学影像数据的互通互认是提升区域医疗协同效率的关键环节，推动医学影像互认亦是本书所追求的目标。为此，我们力求将前沿设备的技术优势、规范化的操作流程与真实临床场景的影像解读紧密结合，为读者呈现一部"看得懂、用得上"的实用指南。

本书的完成得益于多方支持。感谢邱贵兴院士领衔的学术团队对关键技术章节的权威审定；感谢冯逢主任、仉建国主任在临床数据资源和影像设备上的全力保障；亦感谢放射科一线同仁的努力付出，使本书始终紧扣实践需求。

我们深知，医学影像的进步永无止境。本书并非技术的"终点"，而是一把帮助读者打开动态影像世界的钥匙。无论是初入影像领域的医学生、希望优化技术操作的技师，还是寻求多模态诊断思路的临床医师，愿此书能成为您工作中的案头伙伴。书中若有疏漏之处，恳请学界不吝指正，期待与您共同推动动态X线摄影的规范化与创新应用。

二〇二五年二月

目 录

微信扫码观看视频

动态颈椎侧位过伸过屈

检查前准备 去除可能重叠在颈部的物品（如项链、耳环、发卡等），并对受检者进行动作训练。

摄影方法 受检者侧立于立式摄影架前，一侧肩部贴近于平板探测器，正中矢状面平行于平板探测器，瞳间线垂直于平板探测器。中心线经甲状软骨平面颈部中心点，水平方向垂直射入。头稍后仰，下颌前伸，双肩部自然下垂，必要时采用外力或持重物将肩部向下牵引。放射技师在按下曝光按键后，嘱受检者按口令做匀速运动，先做颈椎前屈动作到本人前屈极限，再做过伸动作到本人过伸极限，随后恢复直立，停止曝光。

摄影参数 SID：1.5m；束光器尺寸：43cm×43cm；附加滤过：1mm 铝 +0.5mm 铜；电压：90kV；电流：250mA；单帧曝光时间：5ms；单帧剂量：0.93μGy/m²；采集频率：6 帧 / 秒；采集时长10 ~ 12s。

动态颈椎正位
左右侧屈

微信扫码观看视频

检查前准备 去除可能重叠在颈部的物品（如项链、耳环、发卡等），并对受检者进行动作训练。

摄影方法 受检者立于立式摄影架前，双肩自然下垂，背部贴靠在探测器上，人体正中矢状面与探测器垂直，瞳间线平行于平板探测器。照射野上缘包括外耳孔，下缘包括第一胸椎体及颈部软组织。头稍后仰，下颌前伸。中心线经甲状软骨垂直射入。放射技师在按下曝光按键后，嘱受检者按口令做匀速运动，先向一侧做颈椎侧屈动作到本人侧屈极限，再向另一侧做颈椎侧屈动作至本人侧屈极限，随后恢复直立，停止曝光。

摄影参数 SID：1.5m；束光器尺寸：43cm×43cm；附加滤过：1mm 铝 +0.5mm 铜；电压：90kV；电流：250mA；单帧曝光时间：5ms；单帧剂量：0.93μGy/m²；采集频率：6 帧 / 秒；采集时长 8 ~ 10s。

微信扫码观看视频

动态胸部正位屏气

检查前准备 去除可能重叠在胸部的物品（如项链、外敷贴药、拉链等），并对受检者进行呼吸训练。

摄影方法 受检者面向立式摄影架站立，两足分开，身体站稳，在不影响呼吸运动的前提下胸壁尽量贴近探测器，身体正中矢状面对探测器中心且与探测器垂直。中心线从水平方向对准正中矢状线第六胸椎平面。双肘屈曲手背置于髂上，或双手握住胸片架两侧扶手，肩部自然下垂，锁骨呈水平位。肩部上缘离探测器上缘约 5cm。必要时技师将绑带经受检者臀部与胸片架进行固定，减少身体晃动。放射技师语音提示受检者深吸气后屏住，开始曝光，持续 7s，停止曝光。

摄影参数 SID：1.8m；束光器尺寸：43cm×43cm；附加滤过：1mm 铝 +0.5mm 铜；电压：110kV；电流：140mA；单帧曝光时间：5ms；单帧剂量：0.67μGy/m^2；采集频率：15 帧 / 秒；采集时长 7s。

动态胸部正位
平静呼吸

微信扫码观看视频

检查前准备 去除可能重叠在胸部的物品（如项链、外敷贴药、拉链等），并对受检者进行呼吸训练。

摄影方法 受检者面向立式摄影架站立，两足分开，身体站稳，在不影响呼吸运动的前提下胸壁尽量贴近探测器，身体正中矢状面对探测器中心且与探测器垂直。中心线从水平方向对准正中矢状线第六胸椎平面。双肘屈曲手背置于髂上，或双手握住胸片架两侧扶手，肩部自然下垂，锁骨呈水平位。肩部上缘离探测器上缘约5cm。必要时技师将绑带经受检者臀部与胸片架进行固定，减少身体晃动。放射技师观察受检者呼吸平稳时即可开始曝光，持续曝光，当采集工作站显示器显示采集到3个呼吸周期图像后，停止曝光。

摄影参数 SID: 1.8m; 束光器尺寸: 43cm×43cm; 附加滤过: 1mm铝+0.5mm铜; 电压: 110kV; 电流: 140mA; 单帧曝光时间: 5ms; 单帧剂量: 0.67μGy/m²; 采集频率: 15帧/秒; 采集时长9～11s。

微信扫码观看视频

动态胸部正位
尽力呼吸

检查前准备 去除可能重叠在胸部的物品（如项链、外敷贴药、拉链等），并对受检者进行呼吸训练。

摄影方法 受检者面向立式摄影架站立，两足分开，身体站稳，在不影响呼吸运动的前提下胸壁尽量贴近探测器，身体正中矢状面对探测器中心且与探测器垂直。中心线从水平方向对准正中矢状线第六胸椎平面。双肘屈曲手背置于髂上，或双手握住胸片架两侧扶手，肩部自然下垂，锁骨呈水平位。肩部上缘离探测器上缘约5cm。必要时技师将绑带经受检者臀部与胸片架进行固定，减少身体晃动。放射技师语音提示受检者深吸气后屏住，开始曝光，同时嘱受检者快速尽力呼气，呼干净后尽力吸气，当采集工作站显示器显示采集到1个完整呼吸周期图像后，停止曝光。

摄影参数 SID：1.8m；束光器尺寸：43cm×43cm；附加滤过：1mm铝+0.5mm铜；电压：110kV；电流：140mA；单帧曝光时间：5ms；单帧剂量：0.67μGy/m²；采集频率：15帧/秒；采集时长6~8s。

动态腰椎侧位 过伸

微信扫码观看视频

检查前准备 去除可能重叠在检查部位的物品（如腰带、外敷贴药、拉链等），并对受检者进行动作训练。

摄影方法 受检者侧立于立式摄影架前，双臂上举或抱头，腹部冠状面与探测器垂直，使腰椎序列平行于探测器，照射野范围包全第 12 胸椎体至第 1 骶椎骨及腰背部软组织。受检者自然站立，保持双腿直立，腰部侧面贴近探测器。中心线经第三腰椎垂直射入。放射技师按下曝光键后，嘱受检者按口令做匀速腰椎过伸运动到本人过伸极限，随后恢复直立，停止曝光。

摄影参数 SID：1.5m；束光器尺寸：43cm×43cm；附加滤过：1mm 铝 +0.5mm 铜；电压：110kV；电流：710mA；单帧曝光时间：5.6ms；单帧剂量：5.4μGy/m^2；采集频率：6 帧 / 秒；采集时长 5 ~ 7s。

微信扫码观看视频

动态腰椎侧位 过屈

检查前准备 去除可能重叠在检查部位的物品（如腰带、外敷贴药、拉链等），并对受检者进行动作训练。

摄影方法 受检者侧立于立式摄影架前，双臂上举或抱头，腹部冠状面与探测器垂直，使腰椎序列平行于探测器，照射野范围包全第 12 胸椎体至第 1 骶椎骨及腰背部软组织。受检者自然站立，保持双腿直立，使腰部侧面贴近探测器。中心线经第三腰椎垂直射入。放射技师按下曝光键后，嘱受检者按口令做匀速腰椎过屈运动到本人过屈极限，随后恢复直立，停止曝光。

摄影参数 SID：1.5m；束光器尺寸：43cm×43cm；附加滤过：1mm 铝 +0.5mm 铜；电压：110kV；电流：710mA；单帧曝光时间：5.6ms；单帧剂量：5.4μGy/m^2；采集频率：6 帧 / 秒；采集时长 5 ~ 7s。

动态腰椎正位
左侧屈位

微信扫码观看视频

检查前准备 去除可能重叠在检查部位的物品（如腰带、外敷贴药、拉链等），并对受检者进行动作训练。

摄影方法 受检者直立于立式摄影架前，右臂上举或抱头，左臂自然下垂，保持双腿直立呈自然站立，后腰部贴近探测器。人体正中矢状面与探测器垂直，使腰椎处于探测器正中，照射野范围包全第 12 胸椎体至第 1 骶椎骨及腰背部软组织。中心线经第三腰椎垂直射入。放射技师按下曝光键后，嘱受检者按口令做匀速运动，以髋关节为支撑点向左侧屈曲到本人左屈极限，随后恢复直立，停止曝光。

摄影参数 SID: 1.5m；束光器尺寸: 43cm×43cm；附加滤过: 1mm 铝 +0.5mm 铜；电压: 105kV；电流: 630mA；单帧曝光时间: 5ms；单帧剂量: $3.8\mu Gy/m^2$；采集频率: 6 帧 / 秒；采集时长 4～6s。

微信扫码观看视频

动态腰椎正位
右侧屈位

检查前准备 去除可能重叠在检查部位的物品（如腰带、外敷贴药、拉链等），并对受检者进行动作训练。

摄影方法 受检者直立于立式摄影架前，左臂上举或抱头，右臂自然下垂，保持双腿直立呈自然站立，后腰部贴近探测器。人体正中矢状面与探测器垂直，使腰椎处于探测器正中，照射野范围包全第 12 胸椎体至第 1 骶椎骨及腰背部软组织。中心线经第三腰椎垂直射入。放射技师按下曝光键后，嘱受检者按口令做匀速运动，以髋关节为支撑点向右侧屈曲到本人右屈极限，随后恢复直立，停止曝光。

摄影参数 SID：1.5m；束光器尺寸：43cm×43cm；附加滤过：1mm 铝 +0.5mm 铜；电压：105kV；电流：630mA；单帧曝光时间：5ms；单帧剂量：3.8μGy/m^2；采集频率：6 帧 / 秒；采集时长 4 ~ 6s。

动态膝关节侧位 过伸过屈

微信扫码观看视频

检查前准备 去除可能重叠在膝关节附近的物品（如外敷贴药等），并对受检者进行动作训练。

摄影方法 受检者侧立于立式摄影架前，被检侧腿部外侧贴近平板探测器，其正中矢状面平行于平板探测器，膝关节外侧髁位于平板探测器中心。中心线对准髌骨下后缘垂直射入。被检侧下肢近端置于膝关节支架上并用绑带固定，腘窝距离支架前端 5cm 以上，确保过屈运动能充分完成，对侧下肢直立于地面。放射技师按下曝光按键后，嘱受检者按口令做匀速运动，先做膝关节过伸运动直至本人过伸极限，然后做过屈运动直至本人过屈极限，停止曝光。

摄影参数 SID：1.0m；束光器尺寸：43cm×43cm；附加滤过：1mm 铝 +0.5mm 铜；电压：90kV；电流：250mA；单帧曝光时间：5ms；单帧剂量：1.96μGy/m²；采集频率：6 帧 / 秒；采集时长 6 ~ 8s。

微信扫码观看视频

动态膝关节
髌骨轴位

检查前准备 去除可能重叠在膝关节附近的物品（如外敷贴药等），并对受检者进行动作训练。

摄影方法 受检者平躺于立式摄影架前，身体矢状线垂直于平板探测器，被检侧腘窝置于膝关节支架将小腿抬升，足底贴近平板探测器，使髌骨与平板探测器中心在同一水平面。初始状态被检侧足部位于平板探测器中心，小腿与平板探测器垂直。中心线经髌骨后缘平行于股髌关节间隙射入。放射技师按下曝光按键后，嘱受检者按口令做匀速运动，先做膝关节过屈运动至本人过屈极限，随后恢复至初始状态，停止曝光。

摄影参数 SID：1.8m；束光器尺寸：35cm×43cm；附加滤过：1mm 铝 +0.5mm 铜；电压：95kV；电流：250mA；单帧曝光时间：5ms；单帧剂量：0.67μGy/m^2；采集频率：6 帧 / 秒；采集时长 5 ~ 7s。

动态踝关节正位
内旋外旋

微信扫码观看视频

检查前准备 去除可能重叠在踝关节附近的物品（如鞋袜、衣物、外敷贴药等），并对受检者进行动作训练。

摄影方法 受检者坐于摄影床上。检侧腿伸直置于摄影床上，脚尖朝上，踝关节中心置于平板探测器中心。中心线经内、外踝连线中点上方 1.0cm 处垂直射入。放射技师按下曝光按键后，嘱受检者按口令做匀速运动，先做踝关节内旋动作至本人内旋极限，随后做外旋动作至本人外旋极限，停止曝光。

摄影参数 SID：1.0m；束光器尺寸：30cm×30cm；附加滤过：1mm 铝 +0.5mm 铜；电压：90kV；电流：220mA；单帧曝光时间：5ms；单帧剂量：0.85μGy/m²；采集频率：6 帧 / 秒；采集时长 5 ~ 7s。

微信扫码观看视频

动态跖趾关节正位应力位

检查前准备 去除可能重叠在足部的物品（如鞋袜、衣物、外敷贴药等），并对受检者进行动作训练。

摄影方法 受检者平躺于立式摄影架前，身体矢状线垂直于平板探测器，检侧足底紧贴平板探测器，跖趾关节位于探测器中心。中心线对准跖趾关节中心处。放射技师按下曝光按键后，嘱受检者按口令做匀速运动，脚趾始终紧贴探测器，足跟抬高，做跖趾关节应力运动至受检者极限，随后足跟缓慢放下，做反方向应力运动，直至足跟紧贴平板探测器，停止曝光。

摄影参数 SID：1.5m；束光器尺寸：30cm×43cm；附加滤过：1mm 铝 +0.5mm 铜；电压：90kV；电流：220mA；单帧曝光时间：5ms；单帧剂量：0.68μGy/m²；采集频率：6帧/秒；采集时长6～8s。

动态髋关节正位 坐站

微信扫码观看视频

检查前准备 去除可能重叠在检查部位的物品（如腰带、外敷贴药、手机、拉链等），并对受检者进行动作训练。

摄影方法 受检者正坐于立式摄影架前，后背紧贴于平板探测器，人体正中矢状面垂直于探测器并与中线重合，照射野和探测器下缘低于髋关节。中心线对准平板探测器中心。受检者两腿尽量并紧正坐，双臂上举。放射技师在按下曝光按键后，嘱受检者按口令做匀速起立动作直至身体站直，停止曝光。

摄影参数 SID：1.5m；束光器尺寸：43cm×43cm；附加滤过：1mm铝+0.5mm铜；电压：105kV；电流：630mA；单帧曝光时间：5ms；单帧剂量：4.16μGy/m²；采集频率：6帧/秒；采集时长4～6s。

微信扫码观看视频

动态髋关节侧位坐站

检查前准备 去除可能重叠在检查部位的物品（如腰带、外敷贴药、手机、拉链等），并对受检者进行动作训练。

摄影方法 受检者侧坐于立式摄影架前，髋关节侧面靠近探测器，人体正中矢状面平行于探测器，照射野和探测器下缘低于髋关节，且人体偏于探测器平面一侧，以保证受检者起立过程被完整拍摄。中心线对准平板探测器中心。受检者两腿并紧侧坐，双臂上举。放射技师在按下曝光按键后，嘱受检者按口令做起立动作直至身体站直，结束曝光。

摄影参数 SID：1.5m；束光器尺寸：43cm×43cm；附加滤过：1mm 铝 +0.5mm 铜；电压：110kV；电流：710mA；单帧曝光时间：6.3ms；单帧剂量：7.59μGy/m^2；采集频率：6 帧 / 秒；采集时长 4 ~ 6s。

动态髋关节正位
内旋外展

微信扫码观看视频

检查前准备 去除可能重叠在检查部位的物品（如腰带、外敷贴药、手机、拉链等），并对受检者进行动作训练。

摄影方法 受检者站于立式摄影架前，臀部紧贴于平板探测器，人体正中矢状面垂直于探测器且患侧髋关节位于摄影中心。中心线对准髂前上棘与耻骨联合上缘连线的中点垂线下方 5cm 处。受检者自然站立，双臂上举置于扶手架上。放射技师在按下曝光键后，嘱受检者按口令做匀速运动，被检侧腿屈膝向内侧上抬直至股骨平行于地面，随后保持股骨平行于地面的状态向外侧展开至本人外展极限，最后放下，结束曝光。

摄影参数 SID：1.5m；束光器尺寸：43cm×43cm；附加滤过：1mm 铝 +0.5mm 铜；电压：105kV；电流：630mA；单帧曝光时间：5ms；单帧剂量：3.74μGy/m²；采集频率：6 帧 / 秒；采集时长 7 ~ 9s。

微信扫码观看视频

动态颞下颌关节侧位开闭口

检查前准备 去除可能重叠在颌面部的物品（如项链、耳环、发卡等），并对受检者进行动作训练。

摄影方法 受检者侧立于立式摄影架前，患侧肩部贴近平板探测器，正中矢状面平行于平板探测器，瞳间线垂直于平板探测器，患侧耳位于探测器中心。中心线经两侧颞下颌关节垂直射入。双眼平视前方，身体放松。放射技师在按下曝光按键后，嘱受检者按口令做匀速运动，先缓慢做张口动作直至本人张口极限，随后缓慢闭口，停止曝光。

摄影参数 SID：1.5m；束光器尺寸：43cm×43cm；附加滤过：1mm 铝 +0.5mm 铜；电压：105kV；电流：250mA；单帧曝光时间：5ms；单帧剂量：1.58μGy/m^2；采集频率：6 帧 / 秒；采集时长 5 ~ 7s。

动态颞下颌关节轴位
开闭口

微信扫码观看视频

检查前准备 去除可能重叠在颌面部的物品（如项链、耳环、发卡等），并对受检者进行动作训练。

摄 影 方 法 受检者坐于立式摄影架前，摆位成颌顶位，头颅顶部位于探测器中心，并使头颅的矢状线垂直于平板探测器。中心线对准两侧颞下颌关节连线中心处。放射技师按下曝光按键后，嘱受检者按口令做匀速运动，先缓慢做张口动作直至本人张口极限，随后缓慢闭口，停止曝光。

摄 影 参 数 SID：1.5m；束光器尺寸：43cm×43cm；附加滤过：1mm 铝 +0.5mm 铜；电压：105kV；电流：250mA；单帧曝光时间：5ms；单帧剂量：1.58μGy/m^2；采集频率：6 帧 / 秒；采集时长5 ~ 7s。

微信扫码观看视频

动态肩关节正位
内旋外旋

检查前准备 去除可能重叠在肩部的物品（如内衣、项链、外敷贴药等），并对受检者进行动作训练。

摄影方法 受检者立于立式摄影架前，被检侧肩胛骨喙突置于探测器正中线上，照射野和探测器上缘超过肩部，外缘包括肩部软组织。中心线对准肩胛骨喙突处。受检者的被检侧上肢向下伸直，掌心朝向外侧，对侧躯干稍转向内侧，使被检侧肩部紧贴探测器。放射技师在按下曝光键后，嘱受检者按口令做匀速运动，手臂沿垂直轴做内旋运动至最大极限，随后受检者做外旋运动至最大极限，停止曝光。

摄影参数 SID: 1.0m; 束光器尺寸: 43cm×43cm; 附加滤过: 1mm 铝 +0.5mm 铜; 电压: 95kV; 电流: 250mA; 单帧曝光时间: 5ms; 单帧剂量: 2.6μGy/m^2; 采集频率: 6 帧 / 秒; 采集时长 9 ~ 11s。

动态肩关节正位
内收外展

微信扫码观看视频

检查前准备 去除可能重叠在肩部的物品（如内衣、项链、外敷贴药等），并对受检者进行动作训练。

摄影方法 受检者立于立式摄影架前，被检侧肩胛骨喙突置于探测器正中线上，照射野和探测器上缘超过肩部，外缘包括肩部软组织。中心线对准肩胛骨喙突处。受检者的被检侧上肢向下伸直，掌心向前，对侧躯干稍转向内侧，使被检侧肩部紧贴探测器。放射技师在按下曝光键后，嘱受检者按口令做匀速运动，手臂沿矢状轴向上做外展运动至最大极限，随后受检者向下做内收运动至起始位，停止曝光。

摄影参数 SID：1.0m；束光器尺寸：43cm×43cm；附加滤过：1mm 铝 +0.5mm 铜；电压：95kV；电流：250mA；单帧曝光时间：5ms；单帧剂量：2.6μGy/m^2；采集频率：6 帧 / 秒；采集时长 15 ~ 17s。

微信扫码观看视频

动态肩关节正位 前举后伸

检查前准备 去除可能重叠在肩部的物品（如内衣、项链、外敷贴药等），并对受检者进行动作训练。

摄影方法 受检者立于立式摄影架前 0.5m 处，被检侧肩胛骨喙突置于探测器正中线上，照射野和探测器上缘超过肩部，外缘包括肩部软组织。中心线对准肩胛骨喙突处。受检者的被检侧上肢向下伸直，掌心向前，对侧躯干稍转向内侧。放射技师在按下曝光键后，嘱受检者按口令做匀速运动，手臂沿冠状轴向前上举至头顶，随后受检者向后伸展到起始位，停止曝光。

摄影参数 SID：1.5m；束光器尺寸：43cm×43cm；附加滤过：1mm 铝 +0.5mm 铜；电压：100kV；电流：320mA；单帧曝光时间：5ms；单帧剂量：3.46μGy/m²；采集频率：6 帧/秒；采集时长 7～9s。

动态肘关节内收外展

微信扫码观看视频

检查前准备 去除可能重叠在肘关节附近的物品（如衣物、外敷贴药等），并对受检者进行动作训练。

摄影方法 受检者坐于摄影床一侧，被检侧上肢置于摄影床上，手掌立位，拇指朝上，肘部成90°弯曲，前臂近端、肘部和肱骨远端应成侧位紧贴床面，肘关节置于平板探测器中心，肩部紧贴床面，尽量与肘部高度持平。中心线对准肱骨外上髁中心垂直入射。放射技师按下曝光按键后，嘱受检者按口令做匀速运动，先做肘关节外展动作至本人外展极限，随后做肘关节内收动作至本人内收极限，停止曝光。

摄影参数 SID：1.0m；束光器尺寸：43cm×43cm；附加滤过：1mm 铝 +0.5mm 铜；电压：85kV；电流：200mA；单帧曝光时间：5ms；单帧剂量：1.28μGy/m²；采集频率：6 帧 / 秒；采集时长 6 ~ 8s。

微信扫码观看视频

动态腕关节正位
内收外展

检查前准备 去除可能重叠在腕关节附近的物品（如衣物、外敷贴药等），并对受检者进行动作训练。

摄影方法 受检者坐于摄影床一侧，检侧上肢伸直，腕关节紧贴于平板探测器，并置于平板探测器中心。中心线对准尺桡骨内外上髁连线中点。放射技师按下曝光按键后，嘱受检者按口令做匀速运动，先做腕关节外展动作到本人外展极限，随后受检者做腕关节内收动作到本人内收极限，停止曝光。

摄影参数 SID：1.0m；束光器尺寸：43cm×20cm；附加滤过：1mm 铝 +0.5mm 铜；电压：85kV；电流：160mA；单帧曝光时间：5ms；单帧剂量：0.52μGy/m^2；采集频率：6 帧 / 秒；采集时长6 ~ 8s。

动态拇指关节侧位屈伸

微信扫码观看视频

检查前准备 去除可能重叠在拇指关节附近的物品（如戒指、衣物等），并对受检者进行动作训练。

摄影方法 受检者站立于立式摄影架一侧，被检侧手部置于平板探测器上，呈半握状，掌心面向平板探测器，拇指位于探测器中心且伸直向上，拇指冠状面垂直于平板探测器。中心线对准拇指中心。放射技师按下曝光按键后，嘱受检者按口令做匀速运动，先做拇指屈曲动作至本人屈曲极限，随后做拇指伸展动作至本人伸展极限，停止曝光。

摄影参数 SID：1.0m；束光器尺寸：20cm×20cm；附加滤过：1mm 铝 +0.5mm 铜；电压：85kV；电流：125mA；单帧曝光时间：5ms；单帧剂量：0.19μGy/m^2；采集频率：6 帧 / 秒；采集时长 4 ~ 6s。

微信扫码观看视频

动态脊椎悬吊相

检查前准备 去除可能重叠在检查部位的物品（如内衣、项链、外敷贴药等），并对受检者进行动作训练。

摄影方法 将悬吊牵引架置于立式摄影架前，受检者站在牵引架下，人体正中矢状面与探测器垂直，使椎体处于探测器正中，下颌和枕部采用牵引带固定，根据脊椎侧弯情况调整束光器尺寸。照射野包全侧凸椎体，中心线对准平板探测器中心。受检者双腿直立，腰部贴紧探测器。放射技师按下曝光键后，嘱受检者缓慢抬起双脚至离地 2 ~ 3cm，双臂自然下垂，使全身重量集中在牵引带上，持续 2 ~ 3s 后恢复站立状态，停止曝光。牵引过程中保持身体稳定，避免发生移位或旋转。

摄影参数 SID: 1.5m；束光器尺寸: 43cm×43cm；附加滤过: 1mm 铝 +0.5mm 铜；电压: 100kV；电流: 460mA；单帧曝光时间: 5ms；单帧剂量: 2.98μGy/m^2；采集频率: 6 帧 / 秒；采集时长 4 ~ 6s。

注：该体位存在一定风险，请在确保患者可耐受情况下实施。

动态脊椎支点相

微信扫码观看视频

检查前准备 去除可能重叠在检查部位的物品（如内衣、项链、外敷贴药等），并对受检者进行动作训练。

摄影方法 受检者侧卧于检查床上，背部紧靠探测器并使椎体的凸侧朝下，在腰椎侧凸处底部或胸椎侧凸所对应的肋骨处底部放置一硬质垫枕，该垫枕需固定于床面，照射野范围包全侧凸椎体。中心线对准脊椎侧凸凸点对应的椎体中心。起始位受检者上身尽量向远离床面方向侧屈。放射技师按下曝光键后，嘱受检者按口令做匀速运动，双臂抱头，身体放松，使脊柱以垫枕为支点缓慢向床面弯曲至本人极限，停止曝光。全程保持髋部和肩部离开床面。

摄影参数 SID：1.5m；束光器尺寸：43cm×43cm；附加滤过：1mm 铝 +0.5mm 铜；电压：100kV；电流：410mA；单帧曝光时间：5ms；单帧剂量：2.98μGy/m^2；采集频率：6 帧 / 秒；采集时长7 ~ 9s。

动态X线摄影方法
成像图谱

ISBN 978-7-5679-2589-2

出版社微店二维码

打开天猫扫一扫关注新品动态

定价：68.00 元

动态X线摄影方法
成像图谱

主 审　冯 逢　牛延涛

主 编　王 沄

副主编　仇建国　石凤祥

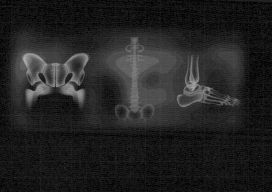

 中国协和医科大学出版社